Docteur A. LOMBARD

CONTRIBUTION A L'ÉTUDE

des

FRACTURES DU COL DU FÉMUR

Chez les Enfants

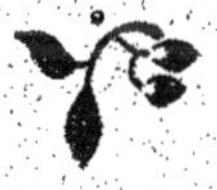

IMPRIMERIE
GERBER
ET
PETITCOLAS
NANCY

Docteur A. LOMBARD

CONTRIBUTION A L'ÉTUDE

des

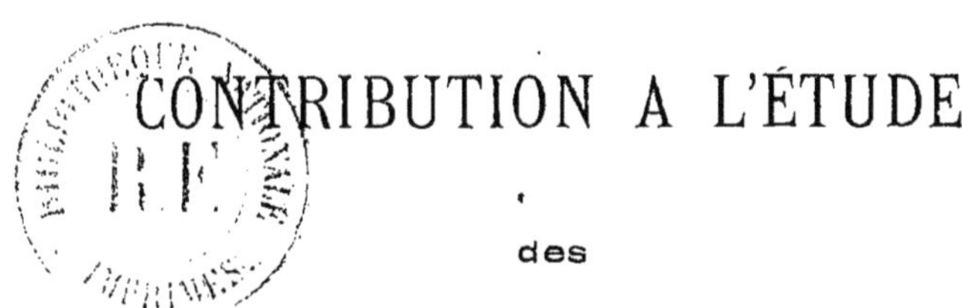

FRACTURES DU COL DU FÉMUR

Chez les Enfants

IMPRIMERIE
GERBER
ET
PETITCOLAS
NANCY

A MES PARENTS ET A MES GRANDS PARENTS

Témoignage d'affection et de reconnaissance

A MA SŒUR BIEN AIMÉE

A MA TANTE

MEIS AMICISQUE

AVANT-PROPOS

Parvenu au terme de nos études médicales, et avant d'aborder le présent sujet, nous sommes heureux que la tradition nous fournisse l'occasion de remplir notre devoir en présentant ici-même, à nos maîtres de la Faculté, l'hommage de notre profond respect et de notre reconnaissance.

Nos remerciements iront tout d'abord et en particulier à Monsieur Frœlich, le maître estimé qui nous a inspiré le sujet de cette thèse. C'est grâce à la complaisance inlassable dont il nous entoura, grâce aux excellents conseils de son expérience que nous l'avons pu mener à bien. Nous n'oublierons pas les longues causeries à son intéressante clinique de chirurgie infantile, l'amabilité captivante de ce maître. Nous lui offrons du fond du cœur nos remerciements les plus sincères.

Nous prions Monsieur le professeur Weiss, qui le premier guida nos pas dans l'étude de la chirurgie et et qui sut nous communiquer de son ardeur et de son enthousiasme, d'agréer l'expression de nos sentiments dévoués et respectueux. Nous le remercions du grand honneur qu'il nous fait en acceptant la présidence de notre thèse.

Que Monsieur le professeur ROHMER, dont nous avons suivi la clinique d'ophtalmologie avec un intérêt mêlé d'admiration et qui nous a emerveillé par la vivacité de son esprit et la sûreté de son diagnostic, veuille bien accepter nos plus sincères et respectueux remerciements.

Monsieur le professeur agrégé FRUHINSHOLZ peut être assuré de toute notre reconnaissance pour l'amabilité et la bienveillance que nous avons toujours trouvées auprès de lui.

Nous prions en outre Messieurs les professeurs BERNHEIM, HAUSHALTER, SPILLMANN., d'être assurés de notre reconnaissance pour leur précieux enseignement.

Notre liste serait trop longue, s'il nous fallait remercier ici personnellement tous les professeurs qui au cours de nos études à l'Université de Nancy nous ont témoigné de l'intérèt.

Nous n'oublierons jamais le zèle et le concours précieux que nous avons trouvés auprès de nos bons camarades de toutes les branches et nous les prions d'être assurés que nous conserverons d'eux tous un excellent souvenir.

INTRODUCTION

Depuis que l'on étudie plus attentivement les traumatismes articulaires et periarticulaires, qu'on utilise systématiquement la radiographie, on a vu que les affections classées jadis sous la rubriqne d'entorse ou de periarthrite étaient plus rares qu'on ne le croyait, tandis que les fractures partielles articulaires ou periarticulaires ne sont pas exceptionnelles.

Les lésions traumatiques de l'articulation coxofémorale chez l'enfant sont pour ainsi dire une découverte récente. Cela tient d'abord à leur rareté relative, puis au fait que l'articulation de la hanche est une des moins accessibles à un examen direct.

Beaucoup d'auteurs considèrent toutes les solutions de continuité de l'extrémité supérieure du fémur comme des décollements épiphysaires et, par conséquent, voient en eux la cause unique de l'affection appelée coxa vara traumatique. Royal Whitmann le premier s'est efforcé de montrer qu'il existe en plus chez l'enfant une véritable fracture du col, affection qui serait assez rare si l'on en croit les statistiques et le petit nombre d'observations publiées, mais sur laquelle M. le professeur Frœlich a, lui aussi, attiré l'attention en montrant que la lésion aboutit très souvent à une coxa vara spéciale qu'il a dénommée coxa vara trochantérienne.

Au cours de nos études, nous avons eu l'occasion d'en observer un cas à la clinique chirurgicale des enfants. D'autre part, nous avons pu recueillir un certain nombre d'observations dans le plus grand nombre desquelles la rigueur du diagnostic ne peut être mise en doute, l'examen radiographique ayant été constam ment pratiqué.

Il nous sembla donc que cette affection était plus fréquente chez l'enfant qu'on ne le croit ordinairement, et c'est avec un vif plaisir que nous accueillîmes la proposition que nous fit M. Frœlich de faire de nos recherches à ce sujet l'occasion de notre thèse inaugurale.

Nous nous sommes proposé, dans ce travail, d'étudier les fractures du col du fémur chez l'enfant. Nous laisserons de côté le décollement épiphysaire, lésion bien différente et pas très rare et, naturellement, les fractures du col chez l'adulte qui ne prêtent guère à confusion.

Dans la première partie, nous rappellerons brièvement l'historique de la question, puis, pour faciliter la compréhension du sujet, nous retracerons en quelques lignes l'anatomie normale de l'extrémité supérieure du fémur.

Nous rechercherons ensuite, dans un petit paragraphe, l'étiologie et le mécanisme de la fracture du col du fémur chez l'enfant.

Viendront ensuite successivement et dans des cha-
pitres différents l'anatomie pathologique, les symptômes, le diagnostic, le pronostic et le traitement, sur
lequel nous insisterons plus particulièrement. Les
observations seront groupées à la fin.

CHAPITRE PREMIER

HISTORIQUE

Les fractures du col du fémur chez l'enfant ne sont connues que depuis un petit nombre d'années ; nous n'en voulons comme preuve que les articles publiés par les auteurs.

Dans son *Traité des fractures,* HENNEQUIN dit : " D'après MALGAIGNE, qui s'appuie sur un nombre considérable de faits (2,377 cas de 4 à 5 ans), ces fractures seraient plus rares qu'à n'importe quelle période de la vie " (p. 10).

HOLMÈS dit : " Les fractures du col fémoral sont à peine connues chez les enfants. "

Dans son *Traité de chirurgie clinique* paru en 1900, TILLAUX prétend ne pas se souvenir d'avoir observé de fractures du col fémoral chez des enfants ou même des adolescents :

" Avant 20 ans, il n'est pas de fractures de l'extrémité supérieure du fémur, mais des décollements épiphysaires. " Telle est l'idée émise par MM. DUPLAY et RECLUS dans leur traité de chirurgie.

ROYAL-WHITMANN, dans un article paru en 1897, dans les *Annals of Surgery,* puis dans un nouveau travail

publié en 1900, combat cette idée que les fractures du
col fémoral sont exceptionnelles chez les enfants ; il
prétend que cette notion n'est pas basée sur un examen approfondi des articulations traumatisées et dit
avoir eu l'occasion d'observer personnellement 14 fractures de ce genre chez des enfants.

Dans *Les difformités acquises de l'appareil locomoteur
pendant l'enfance et l'adolescence* de M. le professeur
KIRMISSON, on trouve les phrases suivantes :

" Jusqu'à ces dernières années, on avait considéré
les fractures du col fémoral comme tout à fait exceptionnelles chez les enfants. ROYAL-WHITMANN est venu
démontrer que cette notion ne saurait être considérée
comme suffisamment établie. „

En 1903, HOFFA publie 84 cas de lésions traumatiques
de la hanche connues par lui et dit que la fracture du
col est une rareté. Il critique les arguments de ROYAL-
WHITMANN ainsi que ses observations : " Je tiens, dit-il,
le reste des cas pour des décollements épiphysaires
traumatiques et je suis, là-dessus, du même avis que
SPRENGEL qui, lui aussi, ne veut pas reconnaître comme
fondés les arguments de WHITMANN. Du reste, comme
cas certains de véritables fractures du col fémoral, je
ne trouve qu'un cas de WHITMANN, un cas de PELS LEU-
DEN, un cas de HELFERICH-MAYER et, de plus, un cas
qui m'est personnel. „

ROYAL-WHITMANN discute cette question dans un
nouvel article paru dans le *Journal american of orthopedic Surgery*, en 1904-1905, et persiste à croire à la
fréquence relative des fractures du col chezl'enfant.

Dans une thèse de doctorat publiée en 1904 sur la

coxa vara traumatique dans ses rapports avec le décollement épiphysaire et la fracture du col, Muller
cite 3 cas nouveaux de lésions traumatiques de la
hanche observés par le professeur Kirmisson, dont un
est une fracture du col fémoral, fracture certaine dé-
celée par la radiographie. (Observation n° IX.)

M. le professeur Frœlich, dans un travail paru dans
la *Revue médicale de l'Est* en mars 1905, donne la statistique de sa clinique. Sur 6 cas qu'il a eu jusqu'alors
l'occasion d'observer, il a constaté 3 décollements épi-
‚physaires et 3 fractures du col. Ces deux lésions seraient donc, d'après lui, également fréquentes.

Le docteur Gaudier, de Lille, publie dans la *Revue
d'orthopédie* (1905) un cas de traumatisme de la hanche
qu'il a eu l'occasion d'observer et d'étudier. Il s'agis-
sait, dit-il, " comme le montre la radiographie d'une
fracture du col fémoral des plus nettes ":

Enfin, en 1909, Lorenz (*Verhanlungen der Deutschen
Gesellschaft für orthopedische Chirurgie*, 8ᵉ Congrès)
confond le décollement épiphysaire avec la fracture
du col et admet que cette dernière est peu importante
en nombre à côté du décollement. Hesse est de son
avis.

Pour notre part, nous pensons que fracture du col
et décollement épiphysaire sont deux lésions essen-
tiellement différentes par leur étiologie, leur mécanisme, leurs symptômes et le traitement qu'elles né-
cessitent et qu'il n'est peut-être pas sans intérêt de
chercher à les différencier.

CHAPITRE II

ANATOMIE NORMALE

Avant d'entrer dans l'exposé du sujet et pour faciliter sa compréhension, il est indispensable de donner ici quelques indications sur l'anatomie normale de l'extrémité supérieure du fémur.

Cette extrémité est formée de 3 parties : la tête, le col et la diaphyse de l'os.

La tête a comme origine un point d'ossification spécial qui est séparé de l'épiphyse chez l'enfant et l'adolescent par un disque cartilagineux, près duquel se produit la lésion nommée décollement épiphysaire.

Le col fémoral et la diaphyse forment entre eux un 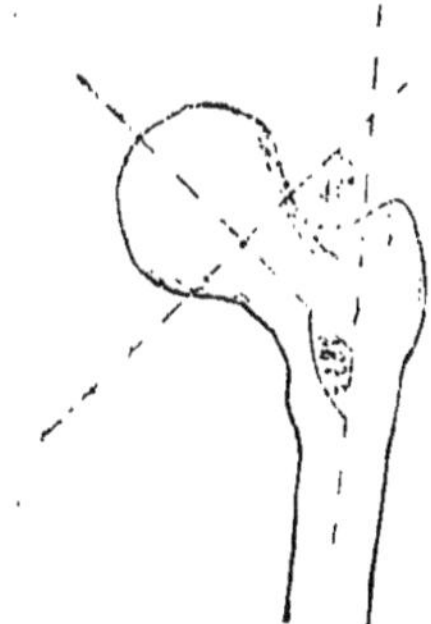 angle qui porte le nom d'angle d'inclinaison, légèrement variable suivant l'âge ou les sujets, et évalué généralement de 125° à 130°. Prenons une moyenne de 128°. Cet angle est légèrement supérieur chez l'enfant (4° à 5°) de ce qu'il sera plus tard chez le vieillard.

La face antérieure du col se continue insensiblement avec la face antérieure du fémur proprement dit, présentant seulement au point de jonction une légère convexité et une ligne rugueuse obliquement étendue du grand au petit trochanter. C'est à ce niveau, comme nous le verrons bientôt, que se produisent les vraies fractures du col fémoral.

A côté de l'angle d'inclinaison, dont nous avons parlé tout à l'heure, il faut considérer l'angle dit de déclinaison angle dièdre ouvert en avant formé par l'intersection de deux plans passant l'un par l'axe du col, l'autre par l'axe de la diaphyse. Cet angle peut être normalement évalué à 12°.

Les modifications de l'angle d'inclinaison, ajoutées à celles de l'angle de déclinaison, peuvent donner naissance soit à une coxa valga, soit le plus souvent à une coxa vara.

Enfin, depuis HOFFA et ALSBERG, son élève, on a pris l'habitude de considérer l'angle dit de direction, angle formé par une ligne passant à la base de la tête fémorale au point où cesse le cartilage de revêtement et l'axe de la diaphyse fémorale. Normalement, cet angle mesure 41°. HOFFA trouve avantageux de le prendre en considération parce qu'il donne la mesure de la déformation, quelle que soit la lésion du col, fracture ou décollement épiphysaire.

Dans la coxa vara, traumatique ou autre, on a une diminution de l'angle d'inclinaison qui, de 120°, peut devenir un angle aigu : ou bien, si on considère, avec HOFFA, l'angle de direction, il y a diminution de cet angle dont la valeur peut devenir et même devient souvent négative.

CHAPITRE III

ÉTIOLOGIE ET MÉCANISME

Jadis, avec Chassaignac et Amesbury, on croyait que, suivant l'âge, l'obliquité de la direction du col variait de 0° à 90°. Ainsi, chez les enfants le col aurait continué presque sans inflexion la direction de la diaphyse, tandis que chez le vieillard il aurait fait un angle droit. On s'expliquait de la sorte pourquoi les fractures du col étaient à peu près inconnues dans le jeune âge, tandis qu'elles sont si fréquentes chez le vieillard. C'était même de cette façon que l'on s'expliquait la diminution de la taille chez les personnes âgées, le col se rapprochant de plus en plus de l'horizontale. La radiographie a montré que même chez le tout jeune enfant le col fait un angle obtus avec la diaphyse et, du fait, ces hypothèses, d'ailleurs gratuites, ont été renversées.

Si nous nous en rapportons à toutes les observations que nous avons pu recueillir, la fracture du col, contrairement au décollement épiphysaire qu'un simple faux pas avec torsion et rotation de la cuisse peut produire, doit être attribuée à un traumatisme assez violent et généralement ayant porté sur la hanche. C'est un jeune homme qui, en patinant, est tombé sur la cuisse gauche ; une petite fille tombée d'une fenêtre ; une autre est renversée par une voiture dont la roue lui passe sur la région coxo-fémorale.

Quant au mécanisme, on peut l'envisager de plusieurs façons. D'abord, l'angle que fait le col avec la diaphyse peut se raccourcir ou s'allonger. Le premier cas est réalisé dans la chute sur les pieds, où le toit de l'acétabulum vient presser sur la tête fémorale et tend à diminuer l'angle d'inclinaison.

Dans ces conditions, on admet, avec BROCA, qu'il ne se produit pas une fracture du col, mais un décollement épiphysaire, la tête fémorale étant pour ainsi dire guillotinée par le rebord cotyloïdien.

Dans la chute sur le grand trochanter, au contraire, la tête fémorale est interposée entre le poids du corps d'une part et le plan résistant représenté par le sol. Il y a allongement de l'angle d'inclinaison du col et celui-ci se brise à sa base, près du grand trochanter.

C'est là assurément le mécanisme le plus fréquent de la fracture du col.

Mais on l'a observé aussi dans des cas d'abduction forcée, dans le grand écart par exemple ou dans certaines opérations nécessitant précisément cette abduction forcée comme la réduction d'une luxation congénitale de la hanche. M. le professeur FRŒLICH a eu l'occasion d'en observer plusieurs cas dont un est rapporté dans notre observation n° XIII.

Faut-il admettre des prédispositions antérieures ? Il est facile de concevoir que lorsque le col fémoral est en état de moindre résistance par suite de lésions,

soit aiguës (ostéomyélite', soit chroniques (coxalgie),
sa fracture est rendue plus facile.

D'après WHITMANN, la coxa vara elle-même prédis-
poserait à la fracture du col.

CHAPITRE IV

ANATOMIE PATHOLOGIQUE

Les accidents qui occasionnent une fracture du col
fémoral entrainent rarement la mort de la victime et
l'autopsie qui eùt été d'un grand secours dans la déter-
mination exacte de la lésion ne fut qu'exceptionnelle-
ment pratiquée.

Rousseau rapporte le cas d'une jeune fille de 15 ans
qui, renversée par un chariot, succomba quelques
heures après et encore, dans cette unique observation,
s'agissait-il d'un décollement épiphysaire, ce qui ne
rentre pas dans le cadre que nous avons assigné à
notre sujet.

La radiographie, entrée maintenant dans la pratique
courante, a rendu pour ainsi dire tangibles une foule
de faits qui jusque là n'étaient qu'hypothétiques. Voici
les renseignements que nous avons pu obtenir.

La lésion siège à la base du col et très près de son
insertion sur le grand trochanter. (C'est d'ailleurs ce
qui se passe le plus fréquemment chez l'adulte.) Souvent, il y a un seul trait de fracture oblique de haut
en bas et de dehors en dedans; c'est le cas dans l'observation que nous avons empruntée au professeur

Kirmisson. D'autres fois, les traits de fracture, au nombre de deux, l'un vertical et l'autre oblique, séparent,
aux dépens du grand trochanter, un petit fragment
osseux cunéiforme ayant son sommet à leur intersection. Il en était ainsi dans le cas observé par M. le professeur Frœlich.

Quelquefois, la direction du col fémoral est modifiée
avec diminution de l'angle d'inclinaison sur l'axe de
la diaphyse, mais sans ascension notable du grand
trochanter, qui reste maintenu au contact de la base
du col par le périoste indemne. C'est ce genre de rup-
ture en " bois vert " qui constitue la classe des fractures incomplètes. Mais le plus souvent la fracture est
complète et intéresse le périoste. Le grand trochanter a subi une ascension assez forte. L'impotence
est absolue. Il est rare, en effet, de constater chez
l'enfant l'engrenement des fragments par enfonce-
ment du col dans le tissu spongieux du grand trochanter, comme cela se produit fréquemment chez
l'adulte.

L'observation de M. le docteur Gaudier, de Lille,
nous renseigne sur les lésions constatées *de visu* lors
d'une intervention chirurgicale. Pour une coxa vara
traumatique consécutive à une fracture du col il fit
une ostéotomie cervicale.

" L'on dénude avec soin, dit-il, sur le pourtour du
" col et l'on vérifie facilement l'existence de la fracture.
" Il y a là un gros cal. L'on constate aussi qu'après la
" fracture, il y a eu rotation du membre en dehors,
" qui fait que le col s'est soudé au grand trochanter
" en un point situé au niveau de son bord postérieur,

" près de son sommet et on trouve alors en avant le
" reste du col fracturé. "

A côté des lésions immédiates, nous ne devons pas
oublier les lésions secondaires. Il se produit dans certains cas même traités convenablement dès le début
une coxa vara trochantérienne traumatique tardive.
C'est que, comme le montrent deux observations de
HOFFA au sujet du décollement épiphysaire et celle du
docteur GAUDIER relative à une fracture du col : " Souvent le col se ramollit, reste longtemps (1 à 3 ans)
mollasse et peu vivant. „ L'état du tissu osseux, on le
voit, joue un rôle considérable dans la production
d'une coxa vara, qui peut n'apparaître que 7 années
après le traumatisme. (Observation du professeur KIR-
MISSON.)

CHAPITRE V

SYMPTOMATOLOGIE

Il est indispensable d'attacher une grande importance à la symptomatologie de la fracture du col, car
comme le montrent la plupart des observations, elle
n'est pas diagnostiquée au moment de sa production,
mais seulement dès l'apparition de la coxa vara traumatique, conséquence habituelle d'une fracture du
col qui a été méconnue ou dont le traitement, s'il
a été effectué, n'a pas donné de bons résultats.

Cela tient sans doute à ce que, dans certains cas, les
symptômes du début sont réduits à leur minimum ou
peuvent même manquer totalement. C'est là une par-
ticularité qui peut s'expliquer par ce fait que le périoste
a résisté et qu'il a pu se produire une fracture en bois
vert ou bien que l'engrenement des fragments a permis
au malade de trouver un appui douloureux il est vrai,
mais assez solide pour continuer à marcher.

Exemple l'observation de Kirmisson où le malade,
après une chute sur le radius et la hanche droits, vient
à l'hôpital, monte jusqu'au premier étage pour se faire
panser le bras. Il s'en va et revient après un mois
passé chez lui pour faire ôter son appareil plâtré du bras.

Or, c'est précisément le propre du décollement épiphysaire d'avoir une symptomatologie tout à fait atténuée et ne s'accentuant que dans la suite des temps. Nous trouvons donc ici l'explication de ce fait que la fracture du col est souvent ignorée ou confondue avec le décollement épiphysaire et nous comprenons que dans leur « *Traité de Chirurgie infantile* », MM. PIÉCHAUD et DÉNUCÉ aient pu dire " La fracture du col chez les enfants aurait les mêmes symptômes que le décollement : la crépitation aurait un caractère osseux plus net et les douleurs seraient plus vives dans la fracture. "

L'importance de l'examen radiographique dans toute lésion de la hanche chez les enfants devient ainsi évident.

Cependant, le plus souvent, les symptômes sont à grand fracas après le traumatisme : la douleur est vive : la crépitation qu'il vaut mieux d'ailleurs ne pas rechercher, manque souvent parce que, nous l'avons vu, la fracture peut être en bois vert ou bien il peut y avoir pénétration des fragments l'un dans l'autre.

Il y a une impotence absolue ; le malade ne peut pas se relever ; lui ordonne-t-on de soulever son talon au dessus du plan horizontal, il en est totalement incapable. En regardant de plus près, on voit que le membre traumatisé est plus court que le membre sain. Il est d'ailleurs facile de se rendre un compte exact de ce raccourcissement et de s'assurer qu'il tient bien à une fracture du col du fémur.

Pour cela, il suffit de procéder à quelques mensurations.

1° Entre l'épine iliaque antéro-supérieure et la malléole externe ; la longueur est moindre du côté malade.

2" Entre le sommet du grand trochanter et la malléole externe ; cette longueur est la même des deux côtés.

3" Entre l'épine iliaque antéro-supérieure et la pointe de la rotule ; la distance est moindre du côté malade.

On peut donc conclure que le raccourcissement est dù au fémur et en particulier à une fracture du col, qui a permis l'ascension du grand trochanter soumis à l'influence de la rétraction musculaire.

Cette ascension est en effet un symptôme important de la fracture du col bien qu'il s'observe également dans d'autres cas (la luxation iliaque de la hanche par exemple). Mais dans ce cas la tête du fémur a quitté la cavité cotyloïde.

Pour apprécier le degré de cette ascension, le point de repère a employer est la ligne de ROSER-NÉLATON, formée par l'épine iliaque antéro-supérieure, le sommet du grand trochanter et la tubérosité de l'ischion. Normalement, dans la flexion à angle droit de la cuisse sur le bassin, ces trois points font une ligne droite. On peut donc dans la fracture du col apprécier le degré d'ascension du grand trochanter en mesurant la quantité dont il dépasse une ficelle tendue entre l'épine iliaque antéro supérieure et l'ischion.

BRYANT a préconisé une autre méthode pour évaluer l'ascension du grand trochanter. Elle consiste, le malade étant couché horizontalement, à marquer au crayon l'épine iliaque antérieure et supérieure et le sommet du trochanter. Puis on trace, en partant du premier de ces points, une ligne se dirigeant verticalement en bas vers la région fessière et une seconde ligne perpendiculaire à la première partant du sommet du trochanter. En réunissant les deux points sus-mentionnés par une troisième ligne, on obtient un triangle rectangle dont cette dernière ligne constitue l'hypoténuse.

Normalement ce triangle est isocèle tandis qu'il devient scalène dans les cas d'ascension du trochanter. Il en est de même quand il se produit de la rotation externe du membre, autre symptôme constant sinon pathognomonique de la fracture du col.

Le bord externe du pied touche le plan du lit ; le parallélisme des deux pieds ne peut plus être obtenu. Le talon du pied correspondant au membre traumatisé vient s'appuyer contre le bord interne du pied du côté sain, il s'introduit dans la cambrure de ce pied ou remonte plus haut suivant le degré du raccourcissement.

Enfin un dernier grand symptôme de la fracture du col est la position du membre en adduction. Celle-ci est facile à apprécier d'une façon pratique et approximative au moyen d'une barre rigide et droite qui passe par le milieu du sternum, l'ombilic, la symphyse pubienne et allant jusqu'aux pieds. Le pied, du côté malade, est coupé par cette ligne. De plus, le pli genito-crural, du côté malade, est plus accentué. La vulve est déviée du côté malade vers le côté sain. Examiné debout, le malade présente un abaissement du pli fessier du côté traumatisé.

A côté de ces symptômes cardinaux, certains auteurs, Kirmisson, Hoffa, ont décrit d'autres signes accessoires : par exemple Hoffa a observé de petites ecchymoses siégeant au niveau du grand trochanter et à la face postérieure de la cuisse jusqu'au creux poplité.

Kirmisson a noté en même temps qu'une tuméfaction ovoïde à grand axe parallèle à celui du fémur une dilatation du réseau veineux sous-cutané.

Enfin, un dernier signe tout à fait accessoire a été observé par Royal Wittmann et par Helferich: il consiste dans un gonflement de l'articulation du genou. Tout le monde sait que ce gonflement est habituel dans la fracture de la cuisse. Mais il est assez exceptionnel dans la fracture du col chez les enfants.

CHAPITRE VI

DIAGNOSTIC

D'après la plupart des observations que nous avons pu recueillir, on peut s'apercevoir que le diagnostic de la fracture du col n'a pas été porté au début. C'est qu'en effet, nombreuses sont les lésions de la hanche qui peuvent prêter à des erreurs. On peut penser soit à une simple contusion, soit à une coxalgie à marche aiguë, soit à une luxation congénitale, soit enfin à un décollement épiphysaire. Mais il est une affection avec laquelle, à la rigueur, on pourrait se trouver en présence. Nous voulons parler de la luxation traumatique de la hanche.

Cette affection, il est vrai, est assez rare chez l'enfant et la constatation de la présence de la tête dans la cavité cotyloïde, de la crépitation font éviter l'erreur.

Si l'on examine le malade immédiatement après l'accident, le diagnostic, entre le décollement épiphysaire et la contusion d'abord, puis entre le décollement épiphysaire et la fracture, sera souvent très délicat, surtout si les signes importants comme l'impotence fonctionnelle, l'ascension du grand trochanter, la crépitation et même la douleur sont réduits à leur minimum ou font défaut, comme cela peut arriver (Obs. de KIRMISSON).

Cependant l'on n'hésitera plus à porter le diagnostic de fracture du col, au bout de quelques jours, dès que l'on s'apercevra qu'après un repos absolu au lit, les symptômes primitifs persistent.

Il est assez facile d'éviter la confusion avec la luxation congénitale de la hanche.

En effet, si l'on interroge les parents sur le début de la maladie, ils répondent que leur enfant a marché tard et a toujours boité. En outre, dans les cas de fracture du col, les mouvements de rotation en dedans et d'abduction sont limités tandis qu'ils se font facilement dans la luxation congénitale.

On a commis aussi des erreurs de diagnostic avec la coxalgie. Cela tient sans doute à ce que l'on n'a pas analysé minutieusement les antécédents du malade : car on sait que la coxalgie a un début lent et insidieux, tandis que la fracture survient brusquement. Dans la coxalgie, nous avons des contractures musculaires réflexes qui font défaut dans la lésion qui nous occupe. Après un temps plus ou moins long, le membre atteint de coxalgie s'atrophie rapidement tandis que cette atrophie manque chez les fracturés à moins que le membre ne soit resté trop longtemps immobilisé et, même dans ce cas, l'atrophie musculaire de la jambe est moins marquée que dans la coxalgie.

Mais un signe des plus importants qui permet souvent de trancher le diagnostic est le raccourcissement, bien que, ici encore, il faille tenir grand compte des antécédents. En effet, la coxalgie produit, elle aussi, du raccourcissement, par usure du tissu osseux à la longue, par atrophie de la tête, et creusement de l'acetabulum au niveau de son toit. Mais cela demande longtemps, et même en envisageant le cas d'une coxalgie à marche très rrapide, il faut au moius 6 à 8 mois.

Le raccourcissement tenant à une luxation peut prêter aussi à une confusion; mais ici la tête a abandonné complètement la cavité cotyloïde. Cette luxation se produit dans deux circonstances très différentes : on peut l'observer au cours de la coxalgie, à la longue, sous l'influence de la production de liquide et de pus dans la cavité articulaire avec usure de la capsule, ou bien dès le début de la maladie et brusquement.

On voit donc que les difficultés d'établir le diagnostic après le traumatisme sont déjà grandes. Elles deviennent encore bien plus considérables si l'on voit le blessé bien longtemps après l'accident.

Ici, on pense souvent à la coxalgie. On examine avec soin son malade; mais malgré tout, on est souvent obligé d'avouer son impuissance et on doit recourir au dernier moyen qui soit à notre disposition et qui est généralement assez fidèle : la radiographie, qui permettra de voir l'affaissement du col, la diminution de l'ouverture de l'angle normal qui, au lieu d'être obtus, est devenu plus petit que l'angle droit et qui contraste avec celui du côté opposé. On verra le trait de fracture, reconnaissable à sa teinte plus claire que celle des parties voisines.

CHAPITRE VII

PRONOSTIC

Si, chez le vieillard, la fracture du col fémoral est grave à cause des escarres de décubitus et des pneumonies hypostatiques qui peuvent amener une issue fatale, il n'en est pas de même chez l'enfant où le pronostic *quo ad vitam* est tout à fait bénin.

Au point de vue orthopédique le problème est plus sérieux, car on obtient rarement la restitution *ad integrum* et le malade éprouve dans la suite de la gêne dans certains mouvements de l'articulation coxo-fémorale. Il présentera de la claudication.

Mais il est une complication bien plus grave à laquelle sont exposés les jeunes malades : la coxa vara trochantérienne traumatique.

Royal Whitmann (Congrès de Philadelphie 1902) insiste avec complaisance sur le développement tardif de cette coxa vara traumatique et déclare que sa statistique personnelle lui permet de constater 20 cas de coxa vara traumatique chez les adolescents pour 38 cas de coxa vara ordinaires.

Joachimstahl en 1898 signale à son tour des coxa vara consécutives à une fracture du col du fémur mal consolidée.

M. le Professeur Frœlich également écrit : " Nous ferons cependant une réserve pour certains traumatismes ayant occasionné peut-être des félures du col et qui ne nous semblent pas étrangers à la production de la coxa vara essentielle des adolescents. „

Comment la coxa vara peut-elle résulter d'une fracture du col du fémur ?

Est-ce, comme le croit Kirmisson, par une diminution de la vitalité des tissus et un ramollissement de l'os que l'on observe presque toujours. Nous n'en sommes pas sûrs.

C'est peut-être parce que le travail de régénération osseuse s'est mal fait, gêné qu'il était par l'interposition de parties molles entre les fragments osseux ou encore parce que le col était réduit à une simple jetée osseuse reliant les deux surfaces fracturées.

CHAPITRE VII

TRAITEMENT

Puisque; comme nous l'avons vu, il arrive fréquemment que la fracture du col chez l'enfant est méconnue, nous devons envisager deux cas pour le traitement : ou bien on intervient immédiatement après le traumatisme, ou bien on a à traiter l'accident consécutif à la fracture, c'est-à-dire la coxa vara traumatique.

Dans le premier cas, nous trouvons en présence deux sortes de traitements tout à fait opposés: le traitement orthopédique préconisé par Lorenz et le traitement sanglant dont Royal Whitmann est surtout partisan.

Envisagé dans ses grandes lignes, le traitement de Lorenz dont M. Frœlich est partisan étant donné les bons résultats qu'il en a obtenus, consiste à corriger les déformations causées par la fracture, c'est-à-dire l'adduction et la rotation externe et à maintenir la jambe en abduction et rotation interne par un grand appareil plâtré allant depuis les fausses côtes jusqu'à l'extrémité inférieure du mollet, avec, si l'on veut, ménagement d'une fenêtre pour la rotule. On laisse l'appareil en place pendant huit semaines environ, puis on met un étrier s'articulant avec le genou pour permettre la mobilisation de cette articulation et le massage des parties molles. Ce traitement donne de bons résultats et il a l'avantage de permettre la marche dès le début au moyen d'un étrier prenant son point d'appui sur le bassin.

Le traitement sanglant a été effectué de différentes façons. ROYAL WHITMANN qui en est surtout partisan et qui propose d'opérer toujours la réduction à ciel ouvert, met à nu l'articulation pour procéder à la remise en place des fragments. Si cette remise en place ne peut être obtenue, il fait la résection de la tête fémorale.

Le Docteur GAUDIER, de Lille, dans l'observation que nous rapportons, a obtenu un excellent résultat en découvrant l'articulation et en faisant la suture des deux fragments osseux au moyen d'un fil d'argent.

Quant à la technique opératoire, elle a été variée à l'infini et nous rappellerons simplement les procédés principaux.

On peut aborder l'articulation en avant ou en arrière. En avant, on peut faire une incision partant de l'épine iliaque antéro-supérieure et descendant dans l'espace compris entre le couturier et le tenseur du fascia lata. On arrive ainsi sur la région trochantérienne antérieure qu'on dénude avec la rugine.

TILLAUX, dans son traité de chirurgie clinique recommande le procédé suivant : Le sujet étant couché sur le côté opposé, pratiquer une incision courbe qui encadre en quelque sorte le bord postérieur du grand trochanter en partant du sommet de cette apophyse. En se rapprochant ainsi du grand trochanter, on évitera sûrement la blessure du nerf sciatique situé plus en arrière. Diviser successivement toutes les parties molles dans le sens et l'étendue de l'incision cutanée et pénétrer ainsi jusqu'au col du fémur qu'on aborde par sa face postérieure.

Le Docteur GAUDIER, de Lille, dans l'observation que nous rapportons, avait fait une incision de 10 centimètres sur la face postérieure du grand trochanter.

Enfin, OLLIER après une incision sur la face externe du grand trochanter passe une scie sous les tendons des muscles moyen fessier, petit fessier et pyramidal. Il décapite ainsi l'extrémité supérieure du grand trochanter qu'il relève à la façon d'un couvercle de tabatière pour aborder le col par sa partie supérieure.

Mais ce n'est peut-être pas toujours impunément que l'on ouvre ainsi une articulation et rien n'est plus facile que d'infecter une séreuse articulaire. DELBET s'en est bien rendu compte quand il a proposé de substituer à l'enchevêtrement des fragments avec arthrotomie le même enchevêtrement au moyen d'un clou ou d'une vis traversant de part en part le grand trochanter et l'axe du col fémoral. Il évite ainsi de grands délabrements qui exposent les malades à de réels dangers.

Etant donné maintenant qu'une coxa vara traumatique s'est constituée après une fracture du col, nous allons retrouver les deux sortes de traitement que nous venons de voir employer pour la fracture récente.

Si la fracture n'est pas encore trop ancienne (deux

mois par exemple) et que la radiographie montre un cal assez volumineux et transparent, M. Frœlich, toujours d'accord en cela avec Lorenz préfère le traitement orthopédique qu'il effectue de la façon suivante. Les indications à remplir sont 1° le désengrènement des fragments ; 2° la correction des attitudes vicieuses.

Pour obtenir le premier résultat, il faut, d'après Lorenz et M. Frœlich, chloroformer le malade, puis mettre d'abord la cuisse en flexion à angle droit sur le bassin et la porter en abduction forcée absolument comme pour la réduction d'une luxation congénitale de la hanche. Dès que l'on sent une légère crépitation, on est arrivé à son but : les fragments sont désengrenés.

Quelquefois cependant, tout ne se passe pas aussi aisément. Il faut alors, dit Lorenz faire des mouvements prudents de circumduction alternant avec des mouvements en haut et en bas du fémur. A un certain moment, on perçoit un bruit sourd annonçant qu'on a atteint le but poursuivi.

Si l'on dispose des appareils nécessaires à la radiographie sur place, on pourra s'en servir pour se rendre compte de la réduction et l'on assurera la contention des fragments par le grand appareil plâtré allant des fausses côtes à la partie inférieure du mollet.

Pour placer cet appareil plâtré, il est indispensable de se servir d'un lit spécial. A une extrémité de ce lit se trouve un support où repose la tête du malade. Au milieu, une sangle en cuir soutient le tronc. A l'autre extrémité, il y a un pelvi support composé d'une tige de fer munie d'encoches pouvant recevoir une selle qui supporte le bassin. Enfin, après les pieds du lit sont fixées des tiges métalliques mobiles dans le sens vertical et horizontal permettant d'exercer des tractions simultanées sur les deux jambes. Il est facile de comprendre, en effet, que l'on ne pourrait pas obtenir d'effet utile pour arriver à l'abduction et à la diminution du raccourcissement en exerçant des tractions uniquement sur une jambe.

Dès qu'une coxa vara traumatique est définitivement constituée, qu'elle est déjà ancienne, le traitement opératoire devient nécessaire et pour amener la jambe en abduction et rotation interne, pour lutter contre le raccourcissement, on a utilisé plusieurs moyens. Une opération qui a réuni pas mal de partisans, entre autres Kirmisson et M. Frœlich, est l'ostéotomie sous-trochantérienne, tantôt horizontale, tantôt oblique.

Mais, comme le dit Codivilla, dans cette opération il y a un gros écueil. Les muscles pelvi-trochantériens et pelvi-cruraux sont déjà rétractés du fait de l'ascension du grand trochanter; si on fait une ostéotomie, le raccourcissement va encore s'accentuer. D'après lui, l'ostéotomie doit porter sur le col. Fera-t-on alors une ostéotomie cunéiforme? Non, car une perte de substance favoriserait encore le raccourcissement. D'autre part, on doit toujours rester en dehors de l'articulation autant que possible.

Codivilla croit se soumettre à tous ces desiderata en faisant une incision courbe au niveau du grand trochanter. Il divise ainsi la partie cervico-trochantérienne en deux parties.

D'une part, le col avec les insertions de la capsule et, de l'autre, la région trochantérienne avec toutes les insertions musculaires. Cette ostéotomie curviligne est faite dans le but qu'il ne puisse se produire entre les deux os que des mouvements de charnière, et il l'a dénommée pour cette raison " ostéotomie en charnière ".

Il arrive souvent que dans la coxa vara traumatique l'abduction est rendue impossible par ce fait que la partie supérieure du grand trochanter vient butter contre le rebord supérieur du sourcil cotyloïdien.

M. FRŒLICH, dans ce cas, a proposé de sectionner cette partie du grand trochanter qui, une fois enlevée, rendrait possible la position en abduction. Nous n'avons pas eu l'occasion de contrôler les résultats que peut atteindre cette méthode.

Étant donné maintenant qu'on peut mettre la jambe en abduction, il faut lutter contre le raccourcissement par un traitement approprié.

Pour CODIVILLA, toute traction faite avec un appareil plâtré ou avec du diachylon exige un poids assez élevé (25 à 70 kilos) qui devient bientôt insupportable. Il a essayé, en effet, un appareil plâtré allant jusqu'au bassin. Il le séparait en deux de temps en temps avec la scie de GIGLI pour permettre l'allongement des parties molles et bouchait l'intervalle produit avec des bandes plâtrées. Des accidents de nécrose de la peau et même des tendons lui ont fait délaisser cet appareil pour employer l'extension au moyen d'un clou enfoncé à travers le calcaneum.

Ce clou est très bien supporté pendant 20 à 40 jours

et Codivilla en a obtenu de très bons résultats dans plusieurs cas. L'angle entre la diaphyse et le col est devenu plus grand, la rotation anormale est disparue, la mobilité de l'articulation a été conservée, la marche est devenue facile et correcte.

Dans deux cas d'extension avec le clou pratiquée chez des enfants, il obtint une abduction possible jusqu'à 20° dans l'un, jusqu'à 28° dans l'autre. La marche était facilitée, il n'y avait presque pas de boiterie.

Steinmann après Codivilla a utilisé l'extension continue au moyen de clous fixés non plus au calcaneum, mais au fémur, au-dessus de l'épiphyse inférieure. Et, pour cela, différents moyens ont été employés.

Les clous peuvent ne pas pénétrer dans l'os, mais adhérer simplement à lui au moyen d'un appareil composé de deux bras latéraux dont l'extrémité supérieure recourbée porte le clou. En bas, il y a un bras transversal et, au milieu, une vis également transversale. Le système est stable et les clous ne peuvent bouger. L'appareil peut varier en largeur, suivant l'épaisseur du membre.

Dans d'autres cas, le clou est enfoncé avec un trépan et peut traverser le fémur de part en part. Mais alors, en retirant ce clou, on risque d'introduire dans l'os des germes pathogènes venus des surfaces cutanées si bien que l'on a imaginé encore des clous en deux pièces ressemblant à des trocarts et qu'on peut retirer de chaque côté sans risquer d'infecter le trajet osseux.

D'après Steinmann, on ne retire de cette méthode que des avantages. L'infection n'est pas à craindre pour des chirurgiens rompus aux notions d'une asepsie rigoureuse. " De plus, l'extension par ce moyen est tellement efficace que ce n'est plus le raccourcissement qu'il faut craindre, mais l'allongement du mem_bre. „

Nous nous permettrons de douter un peu de cet enthousiasme, exagéré à notre avis, pour une méthode qui n'a pas encore été employée d'une façon assez suivie pour qu'on puisse l'apprécier à sa juste valeur, et nous tirerons de notre étude sur les fractures du col du fémur chez l'enfant les conclusions qui suivent.

CONCLUSIONS

1° La fracture du col du fémur chez l'enfant n'est pas une rareté, c'est une lésion bien définie.

2° Elle est souvent méconnue ou confondue avec le décollement épiphysaire d'où nécessité de la radiographie.

3° Elle en diffère cependant nettement par son étiologie, son mécanisme, ses symptômes et le traitement qu'elle nécessite.

4° En attendant que les nouvelles méthodes de traitement aient fait leurs preuves, nous préférons nous en tenir au traitement orthopédique employé par Lorenz et M. Frœlich, traitement qui est le plus simple, le moins dangereux et donne d'excellents résultats.

OBSERVATIONS

OBSERVATION I

Kocher. — Rapportée par de Quervain (*Semaine médicale,* 29 janvier 1898).

Jeune homme de 19 ans, atteint, à la suite d'un traumatisme assez léger, d'une affection de la hanche, caractérisée par des douleurs internes au niveau de cette jointure. Deux ans après le trauma isme, on constatait une rotation du membre en dehors avec adduction et forte saillie de la région trochantérienne. Il existait un raccourcissement apparent de 1 cent. La rotation en dehors était très accentuée et la rotation en dedans et l'abduction étaient abolies. Les autres mouvements avaient une étendue normale. On se trouvait donc en présence des symptômes caractéristiques de la coxa vara. Au cours de l'opération, Kocher découvrit une ancienne fracture du col du fémur guérie avec un déplacement de la tête fémorale en bas et en arrière, c'est à dire dans la position que cette extrémité osseuse occupe dans les cas typiques de coxa vara.

OBSERVATION II

ROYAL WHITMANN (In-thèse : Muller, Paris 1904) Résumée

Enfant de 8 ans, admis à l'hôpital, le 20 mai 1890, pour blessure et impotence fonctionnelle du membre inférieur droit. Elle avait fait six semaines auparavant une chute de 14 pieds dans une cour et s'était blessée. Examinée à ce moment, le médecin constata, dit-on, qu'il existait du gonflement dans la région du genou. Un autre médecin appelé plus tard, posa le diagnostic de coxalgie et jugea l'affection incurable.

L'examen pratiqué à l'entrée à l'hôpital permet de constater que : la jambe est en rotation externe, que le grand trochanter est 3|4 de pouce au-dessus de la ligne de Nélaton et qu'il est plus rapproché de la ligne médiane que celui du côté opposé. La tête fémorale était à sa place.

Les mouvements étaient douloureux, mais à part la flexion extrême et la rotation en dedans, ils pouvaient s'exécuter facilement.

On appliqua une attelle de hanche avec laquelle il put marcher de suite ; six mois plus tard, il pouvait partir.

Deux ans plus tard, tous les mouvements pouvaient s'exécuter. Mais l'observation notait que l'enfant après une immobilité prolongée se plaignait d'une certaine courbature, due à ce que le grand trochanter élargissait fortement la fesse, lorsque la cuisse était fléchie. Il existe une légère claudication, le raccourcissement est alors de 1 pouce, il a augmenté depuis le premier examen de 1|4 de pouce.

OBSERVATION III

Royal Whitmann (Further observations on depression of the neck of the femur, etc. *Annals of Surgery*, février 1900.)

Une petite fille de 3 ans 1/2 vient consulter a la clinique Vanderbilt.

Trois semaines environ, auparavant elle était tombée de quelques marches d'escalier à la suite de quoi elle ne pouvait plus mouvoir la hanche droite, tant les douleurs étaient fortes. Elle ne fut traitée d'abord que par le repos au lit.

Elle présentait les signes habituels d'une fracture guérie ; le raccourcissement était de 3/4 de pouce. On appliqua un appareil plâtré laissé en place deux mois. Le traitement ne fut pas continué plus longtemps. Actuellement, 31 janvier 1897, le raccourcissement s'élève à un pouce. Il persiste une légère boiterie et l'abduction est très limitée; pour y remédier, la mère fait du massage. L'augmentation de raccourcissement est de 1/4 de pouce, preuve qu'ou aurait dû, pour décharger le col blessé, employer une attelle de hanche.

OBSERVATION IV

Royal Whitmann (*The american Journal of orthopedic Surgery*, 1904–05, p. 63).

Un enfant de 8 ans me fut amené par le médecin de sa famille en octobre 1901. Trois semaines auparavant, il était tombé d'une hauteur de 15 pieds, et s'était blessé à la

hanche gauche. Quelques jours plus tard il pouvait marcher, mais sa claudication ne diminuait pas.

En l'examinant, on remarquait les symptômes typiques
de fracture du col, à savoir : le trochanter était élevé et
proéminent, et on constatait un 1/2 pouce de raccourcissement ; l'abduction était limitée.

Le malade endormi, l'abduction était toujours limitée,
comme si on était arrêté par contact avec un os.

Grâce à une traction, on ramena doucement mais d'une
façon certaine la jambe en adduction jusqu'à la limite
normale, la résistance cédant sous une pression soutenue.
La jambe fut fixée en abduction extrême par un bandage
plâtré. Au bout de quelques jours, le malade put se pro-
mener, et lorsqu'au bout de 4 mois on enleva l'appareil
plâtré, l'examen radiographique montra que l'angle normal
du col fémoral était rétabli.

Des examens ultérieurs ont démontré la guérison fonctionnelle et anatomique.

OBSERVATION V

Royal Whitmann (*The american Journal of orthopedic
Surgery,* 1904 1905, p. 64).

Nous avons eu l'occasion, en août 1902, d'examiner une
petite fille âgée de 6 ans. Trois semaines auparavant, elle
était tombée d'une fenètre du second étage, et comme il en
résultait une impotence fonctionnelle complète, on l'ap-
porta dans les bras à l'hôpital pour fracture et boiterie.

Les signes physiques, le traitement et les résultats finaux
furent exactement identiques à ceux du cas précédent.

OBSERVATION VI

Hoffa (*Zeitschrift für Orth. Chir.* XI. Band. 3 Heft, 1903, p. 528.)

Cl.... Sch...., 10 ans. Toujours bien portant. Une année auparavant tomba en patinant sur la cuisse gauche. Il put retourner chez lui malgré de très violentes douleurs. Il se coucha ; sur le membre atteint on plaça une vessie de glace, huit jours après, il se leva et se mit à marcher. Ses parents remarquèrent alors qu'il boitait légèrement de la jambe gauche, puis peu à peu, surtout après une longue promenade, claudication et douleurs augmentèrent.

Il est amené dans ma clinique où je l'examine.

La jambe gauche paraît plus courte et plus grêle que la jambe droite ; en effet, la mensuration pratiquée de l'épine iliaque antéro-supérieure à la malléole externe révèle un raccourcissement de 1 centimètre 1|2 et on constate une différence dans les diamètres de 2 centimètres pour la cuisse et de 1 centimètre pour la jambe.

Le grand trochanter gauche dépasse de 1 centimètre la ligne de Roser-Nélaton. Tous les mouvements se font, mais l'abduction est limitée. Debout, l'inclinaison du bassin corrige le raccourcissement. Le signe de Trendelenburg fait défaut, le malade boite en marchant.

La radiographie montre d'une façon très nette une fracture incomplète du fémur. Presque à la limite des tiers externe et moyen du col on voit apparaître une ombre à la partie supérieure. On a l'impression que les deux fragments osseux sont enclavés l'un dans l'autre. Le tiers externe du col fémoral est, ainsi que le fémur, fortement tourné en dehors.

Le traitement consista en massage et en gymnastique. Le résultat obtenu est si bon qu'actuellement, trois ans après la fin du traitement, le malade est complètement guéri. La jambe est toujours un peu raccourcie, mais l'abaissement du bassin corrige cette petite difformité.

OBSERVATION VII

HELFERICH. Rapportée par MAYER (*Thèse de Kiel,* 1902. Résumée).

Ad. Ba..., 4 ans. Admise le 27 décembre 1901 à la clinique académique.

L'enfant, il y a environ trois semaines, est tombée d'une fenêtre; au bout de 14 jours, elle fut transportée à l'ambulance, car elle se plaignait alors de douleurs dans le genou droit. Depuis cette époque, l'articulation du genou est le siège d'une hydarthrose.

C'est une petite fille pâle, délicate, elle ne se plaint que du genou droit. La cuisse droite est légèrement contracturée, en flexion 35°, en adduction 20° et en rotation en dedans 15°.

Le grand trochanter est 2 centimètres 1[2 à 3 centimètres plus élevé que celui du côté opposé. Dans la région coxo-fémorale droite on sent une légère tuméfaction, les ganglions inguinaux sont un peu hypertrophiés. En dedans du trochanter on sent une tuméfaction dure, mais aucune crépitation. Pas de fluctuation, la tête fémorale est dans la cavité cotyloïde. Entre la tête et le grand trochanter on sent une masse de 6 à 7 centimètres à direction antéro-postérieure, nullement sensible à la pression.

La mensuration de l'épine iliaque antéro-supérieure à la rotule donne, du côté malade, un raccourcissement de 2 centimètres 1[2.

A la radiographie, on constate une fracture oblique du col du fémur dans le tiers moyen. Il existe un léger décollement épiphysaire entre la tête et le col fémoral.

Traitement. Forte extension avec contre-extension à gauche en haut. Massage. Le 31 janvier, le grand trochanter droit n'est plus élevé que de 1 centimètre de plus que le trochanter gauche.

Le 22 février, A. B... sort guérie, portant encore l'attelle de Thomas.

Résumons les constatations faites à la radiographie : le col du fémur est rompu entre la tête et le grand trochanter; de plus, sur la partie supérieure du col, une petite esquille s'est détachée. Le grand trochanter est plus élevé que normalement. Dans le cas où il existerait un décollement épiphysaire, il serait peu considérable parce que le déplacement est léger.

Nouvel examen le 13 juin 1902. Les parents ont enlevé l'attelle de Thomas trois jours après la sortie de la clinique; la petite boite bien un peu, mais ne se plaint jamais. Le raccourcissement est à peine de 1 centimètre. Tous les mouvements se font bien, sauf l'abduction qui est limitée, le bassin suivant le mouvement de la cuisse.

Le même jour, on fait une radiographie. Le bord inférieur du col du fémur est peu incurvé, de sorte que la tête ne paraît presque pas déprimée par rapport au trochanter. Par contre, sur le bord supérieur, on constate, comme sur la première radiographie, une saillie du trochanter, notamment au niveau où s'était produit un arrachement de l'os, et ce fragment osseux ne tient au col que par un cal cartilagineux, ou peut-être en est séparé complètement.

Il n'y a pas de coxa vara. Pour l'éviter par la suite, on conseille aux parents de faire porter à l'enfant au moins pendant six mois une attelle de Thomas.

OBSERVATION VIII

Konig. Présentée par Pels Leuden. (*Langenbeck's Archiv. f. Chir. X, 1902.*)

M. G..., 16 ans. Il y a 4 semaines, cet enfant est tombé sur la cuisse gauche, il a peu souffert et pouvait marcher en tirant un peu la jambe. Deux jours après, il glisse et tombe en bas de cinq marches d'escalier. Il doit garder le lit, ressentant de violentes douleurs dans la cuisse gauche.

A son entrée, il présente les signes typiques d'une fracture du col du fémur. La radiographie fait constater que le col du fémur a une direction horizontale et présente entre la tête et la ligne intertrochantérienne un trait de fracture à direction longitudinale. A la partie inférieure de l'extrémité de la tête, un petit éperon osseux appartenant au col était resté adhérent.

On plaça un appareil à extension : la fracture guérit en six semaines sans raccourcissement marqué, mais avec une déformation légère du membre en dehors. La radiographie, de nouveau pratiquée, montre un résultat presque idéal. Le massage et la mobilisation donnèrent un tel résultat fonctionnel que le malade put quitter la clinique après un traitement de neuf semaines, sans éprouver la moindre douleur.

Revu un an après, le malade est dans le même état.

OBSEBVATION IX

Kirmisson (In Thèse Muller Paris, 1903-1904, p. 67.) Résumée.

Le 11 novembre 1902, entrait au service un garçon de 14 ans, qui se plaignait de violentes douleurs dans le membre inférieur droit, surtout au niveau de la hanche.

Un mois auparavant, il avait fait une chute sur le côté droit et s'était fracturé le radius de ce côté. Amené par son père à l'hôpital, il était venu à pied, monté au premier étage à la salle d'opération, où un appareil plâtré fut appliqué. Il se plaignait bien de vagues douleurs dans la hanche droite, mais, comme il pouvait marcher, on pensa à une simple contusion, et le lendemain il rentrait chez lui.

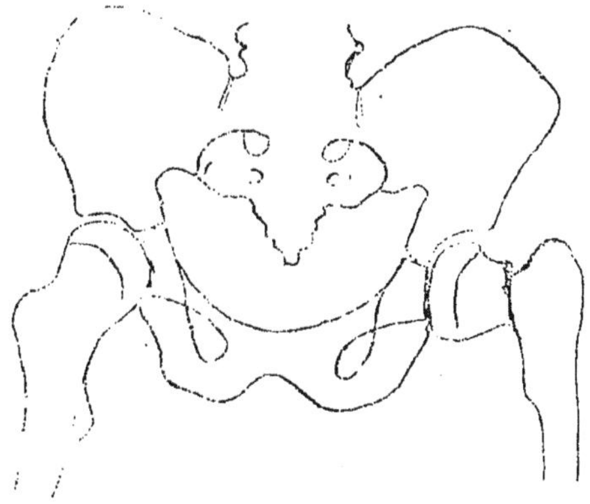

A la maison, l'enfant n'a jamais pu marcher convenablement et les douleurs ont toujours été en augmentant. Il revient aujourd'hui à l'hôpital pour se faire enlever son appareil; il dit souffrir de la hanche et on l'examine.

Le membre est en adduction et rotation en dehors, si bien que le bord externe du pied vient presque toucher le plan du lit. L'impotence fonctionnelle est assez marquée, le malade ne peut soulever en totalité le membre. On remarque à la partie supéro-externe de la cuisse une tuméfaction ovoïde à grand axe parallèle à celui du fémur et de consistance osseuse. Le réseau veineux sous-cutané était dilaté.

Le raccourcissement mesure 2 centimètres 1|2 et porte en totalité sur le fémur et dans le fémur sur la tête et le col.

A la radioscopie, on constate un affaiblissement notable du col fémoral, qui forme avec la diaphyse un angle à peu près droit. On remarque à la base du col une ligne sombre, qui est la trace de la solution de continuité.

Traitement : Extension continue au moyen de l'appareil de Hennequin. Au bout d'un mois, le raccourcissement n'était plus que de 1 centimètre et la rotation en dehors a notablement diminué.

———

OBSERVATION X

Observation du Dr Gaudier, de Lille (*Revue d'orthopédie*, 1905, p. 121 Résumée).

Un garçon de 13 ans entre le 21 Mars 1904 à l'hôpital St Sauveur avec une difformité de la hanche.

Il était tombé 3 ans auparavant d'une hauteur de 6 mètres sur le côté gauche. Il ne pouvait plus s'appuyer sur son pied. Il n'y avait pas de déformation apparente. On diagnostiqua une simple contusion. Au bout de 15 jours, on tenta de le faire marcher, mais il put à peine et ne fit guère de progrès dans la suite. Quelque temps après, le masseur perçut une difformité de la hanche. On fit alors la radiographie, qui démontra une fracture du col du fémur.

On mit un appareil plâtré avec une extension continue pendant 3 semaines. La difformité persista. Il y avait un raccourcissement pour lequel on fit porter à l'enfant une bottine spéciale avec semelle de 2 cm. 1⟨2 d'épaisseur.

Six mois plus tard une scoliose compensatrice permit à l'enfant de marcher sans trop de boiterie avec seulement un peu de rotation en dehors.

Seulement, au mois de septembre 1903, une chute sur le genou gauche amena une exagération de la boiterie et de la déformation. A la fin l'impotence devint complète.

Etat actuel. Déformation de la hanche caractérisée par la saillie du grand trochanter, rotation en dehors de tout le membre inférieur gauche, le pied gauche étant perpendiculaire à l'axe du pied droit et ne reposant que sur l'extrèmité des orteils.

Le grand trochanter gauche est plus élevé que le droit. Il est distant de l'épine iliaque antéro-supérieure de 6 centimètres, tandis que le droit en est éloigné de 9. Il y a un peu d'adduction. L'abduction est impossible. La flexion est moins difficile.

Mensurations : 1° de l'épine iliaque antéro supérieure à la malléole externe

à droite 75 centimètres

à gauche 72 centimètres

· 2° du sommet du grand trochanter à la malléole externe,

67 centimètres des deux côtés

3° de l'épine iliaque antéro supérieure à la pointe de la rotule

à droite 44 centimètres

à gauche 41 centimètres

Il y a donc un raccourcissement dû à une lésion portant sur le col du fémur.

L'enfant marche en trainant la jambe, reposant sur la pointe du pied tournée en dehors.

La radiographie démontre une fracture du col fémoral; tout près du grand trochanter et des plus nettes.

Mais, en plus, il paraît aussi exister à l'union de la tête et du col, une encoche avec un certain degré de courbure du col qui pourrait bien être un décollement épiphysaire probablement contemporain du premier traumatisme, le second ne paraissant avoir eu d'action que sur la fracture du col proprement dite, soit en contusionnant un cal peu solide, soit même en amenant de nouveau une disjonction osseuse.

Intervention le 10 avril 1904, consistant en une incision de 10 centimètres de long sur la face supérieure du grand trochanter. On arrive sur le col qui présente un gros cal. On constate également qu'après la fracture, il y a eu une rotation du membre en dehors, qui fait que le col s'est soudé au grand trochanter en un point situé au niveau de son bord postérieur, près de son sommet et l'on trouvealors, en avant, le reste du col fracturé.

On se décide à pratiquer une ostéotomie du col pour reconstituer la fracture, agir sur la rotation en dehors et le raccourcissement. On débride au niveau des insertions des fessiers. On avive les surfaces osseuses. On les affronte pendant qu'un aide fait de l'extension, et on les réunit par un fil d'argent passé à travers col et trochanter.

On met une traction continue de 5 kilogrammes.

Guérison sans complication avec un centimètre de raccourcissement.

Revu le 2 novembre, sans aucune trace de récidive de la difformité.

OBSERVATION XI

A. Mouchet et P. Aubion. (*Gazette hebdomadaire*, 1899. N° 41.)

Coxa-vara produite par une fracture du col
survenue pendant la vie intra-utérine

Il s'agit d'un garçon de 4 ans, qui, depuis sa naissance, avait le membre inférieur droit plus court que le gauche et qui boitait depuis l'âge de 17 mois.

Raccourcissement du membre, situation élevée du grand trochanter, boiterie, tels étaient les symptômes présentés

par cet enfant. Il était impossible de sentir au niveau du
col un épaississement quelconque, indice d'une fracture
ancienne que les commémoratifs pouvaient cependant faire
soupçonner intra-utérine, la mère racontant qu'elle était
tombée sur le ventre deux mois avant son accouchement.

La radiographie, en décelant la présence de ce trait de
fracture, montre en même emps un col de fémur manifes-
tement atrophié et abaissé par rapport au trochanter qui
est remonté et enfin une inclinaison à angle aigu de ce col
sur la diaphyse fémorale.

OBSERVATION XII

M. Frœlich (*Revue médicale de l'Est*, 1905, p. 232)

*Fracture du col fémoral chez une fillette de 11 ans. Coxa-vara
traumatique trochantérienne*

M. G..., fillette de 11 ans, d'Epinal, a eu un mal de Pott
dorsal il y a 6 ans, il semble complètement guéri malgré
une forte gibbosité.

Il y a 2 mois 1[2, elle fut renversée par une voiture et
étant à terre, la roue aurait passé au niveau de la jambe
gauche, où existaient de nombreuses plaies contuses. Elle
ne put marcher, on la transporta chez ses parents

Le médecin ne s'occupe que du pansement des plaies cutanées, et ce n'est qu'après leur guérison, au bout de deux
mois, que le raccourcissement de la jambe fut constaté.

Lorsque M. Frœlich vit la petite malade, le 10 mai 1900,
la boiterie était très considérable, le grand trochanter remonté et saillant.

Raccourcissement de la jambe gauche, 4 centimètres 1[2,
tous les mouvements sont passables, l'abduction seule est
limitée.

A gauche, le grand trochanter dépasse de 5 centimètres la ligne de Nélaton. Les muscles sont atrophiés.

Diagnostic : Fracture du col du fémur.

Ce diagnostic est confirmé par la radiographie. Il existe une coxa-vara traumatique, le trait de fracture longe le grand trochanter, un deuxième fragment semble être le sommet décollé du grand trochanter.

Traitement : Abduction forcée et extension continue pendant deux mois, le raccourcissement se réduit à 1 centimètre 1⎸2 et la boiterie est à peu près nulle.

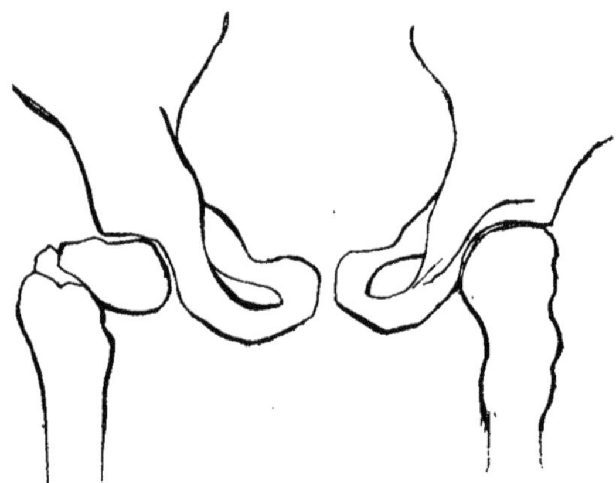

D'après M. Frœlich (Réduite).

OBSERVATION XIII

M. Frœlich. (In *Revue médicale de l'Est,* 1905, p. 233.)

Luxation congénitale de la hanche droite.
Fracture du col fémoral

Paulette Ch....., de Briey, 9 ans, entre au service de M. Frœlich le 20 décembre 1906 pour une luxation congénitale à droite.

Le raccourcissement a 4 centimètres, la hauteur du grand trochanter, au-dessus de la ligne de Nélaton, est de 6 centimètres.

Le triangle de Bryant est négatif de 1 centimètre.

Pas d'atrophie musculaire. Craquements osseux à droite.

La tête fémorale n'est pas fixée, elle monte et descend facilement.

24 décembre. Tentative de réduction après narcose.

Pendant le mouvement d'abduction, le grand trochanter est violemment appuyé sur le petit bloc de Lorenz ; à ce moment, la luxation semble céder et la tête glisse vers le triangle de Scarpa. Immobilisation.

Une radiographie, faite par M. GUILLOZ, à travers le plâtre, montre qu'il s'est produit une fracture du col du fémur, juste à la limite du grand trochanter et du col.

Immobilisation en abduction et traction continue sur la jambe.

18 février 1905. La fracture est consolidée, mais le membre ankylosé en abduction. La jambe est ramenée en légère abduction assez facilement, et, avec un nouveau plâtre, l'enfant marche sans douleur.

OBSERVATION XIV

M. FRŒLICH. (In *Revue médicale de l'Est*, 1905, p. 235.)

Fracture du col du fémur gauche, coxa-vara traumatique

Louis F...., âgé de 5 ans, vient à la consultation du service de M. FRŒLICH le 31 mai 1902.

L'enfant serait tombé, il y a sept mois, dans des conditions que les parents ne peuvent préciser.

L'enfant ne peut marcher pendant trois semaines, puis il recommence la marche, en boitant, sans douleur.

L'enfant, actuellement, boite très fort, la jambe gauche est raccourcie de 3 centimètres.

Le grand trochanter s'élève de 2 centimètres au-dessus de la ligne de Nélaton.

Les mouvements sont limités, l'abduction impossible, la flexion est arrêtée à 120°.

Les muscles de la cuisse sont atrophiés.

Diagnostic : Fracture du col du fémur, probablement au niveau de la réunion du col avec le grand trochanter.

Les parents ne laissèrent pas l'enfant au service, la radiographie ne fut donc pas faite.

OBSERVATION XV

M. Frœlich (Inédite).

Une petite fille A. D....., âgée de 13 ans, vient à la clinique de M. le professeur Frœlich, le 10 novembre 1909.

A l'âge de 3 ans, elle a eu une lésion inflammatoire de la hanche gauche qui a suppuré ; on voit encore des cicatrices de fistules, mais l'affection est complètement guérie (pendant 8 mois, elle a porté un appareil avec étrier et extension continue). Nous pensons que cette lésion n'a pas été une coxalgie vraie, mais une lésion paracoxale.

Le 13 juin 1909, elle est tombée du haut d'une table sur sa hanche droite et n'a pas pu se relever : pendant deux mois, elle a du garder le lit. Puis elle s'est levée, boitant un peu, mais depuis un mois, elle tire la jambe droite, c'est pourquoi elle vient nous consulter.

La jambe droite est en adduction et en rotation externe. A la mensuration du membre, on note un raccourcissement de deux centimètres. On désengrène les fragments, puis, suivant le procédé de Lorenz, on met la jambe en abduction et rotation-interne. On la maintient dans cette position par un appareil plàtré comprenant depuis le bassin jusqu'au mollet.

Actuellement A. D..... est guérie, elle n'a plus de raccourcissement notable ; sa jambe est en légère abduction. La rotation externe est corrigée.

OBSERVATION XVI

M. le professeur Frœlich (*inédite*).

J. H..., 11 ans, tombe d'un grenier le 13 janvier 1908 ; à la suite de cette chute, ne peut se relever et se plaint de vives douleurs dans la hanche. La mère la transporte sur son lit, où elle reste jusqu'au 10 février, les parents croyant à une simple contusion et à un « décollement de chair », ne jugent pas à propos de faire venir le médecin.

Cependant, le 11 février, les souffrances s'aggravant toujours, un médecin fut appelé et il diagnostiqua une fracture du col du fémur. La radiographie pratiquée à l'hôpital confirma ce diagnostic.

On mit la jambe dans un appareil plàtré en abduction et rotation interne suivant la méthode de Lorenz et cet appareil resta en place jusqu'au 1er avril.

A partir de ce jour, l'enfant garda le lit encore 15 à 20 jours, au bout desquels elle commença à se lever. La marche à l'aide d'un soutien fut d'abord difficile, puis elle s'affermit progressivement, et, au bout de trois mois environ, devint tout à fait normale.

Il subsistait encore un peu de fatigue le soir pendant un certain temps. Il n'existait pas de claudication.

Actuellement, l'enfant marche sans fatigue et se trouve complètement guérie.

Vu :

Nancy, le 5 Mars 1910.

Le Président de la Thèse,

WEISS.

Vu :

Nancy, le 5 Mars 1910.

Le Doyen,

GROSS.

Vu et permis d'imprimer :

Nancy, le 8 Mars 1910.

Le Recteur de l'Académie,

Ch. ADAM,

Correspondant de l'Institut.

INDEX BIBLIOGRAPHIQUE

Bardenheuer. — Zeitschrift für orthopœdische chirurgie, 1904, p. 137.

Bousseau. — Bulletin de la Société anatomique, 1867, p. 283.

Codivilla. — Zeitschrift für orthopœdische chirurgie, 1904, p. 91.

Delbet. — Traitement des fractures du col du fémur par l'enchevêtrement sans arthrotomie. Semaine Médicale, 1908, p. 533.

de Quervain. — « Coxa-Vara ». Semaine Médicale, janvier 1898, p. 41.

Duplay et Reclus. — Traité de pathologie externe. Article : « Fractures ».

Frœlich. — Revue Médicale de l'Est, 1905, p. 225.

Gaudier. — Revue d'Orthopédie, 1905, p. 121.

Hennequin et Levy. — Fractures des os longs.

Hoffa. — Zeitschrift für Ortho. Chir. XI Band 1903, p. 528.

Holmes. — Thérapeutique des maladies chirurgicales des enfants. Traduction 1870.

Joachimsthal. — Sammlung Klin. Vort., no 215, 1898.

Kirmisson. — Les difformités acquises de l'appareil locomoteur pendant l'enfance et l'adolescence, 1902.

— « Fractures du col du fémur chez les enfants ». Journal des Praticiens, 1904, p. 36.

Mayer. — Thèse de Kiel, 1902.

Michel L. — Thèse, Nancy 1901.

A. Mouchet et P. Aubion. — Gazette hebdomadaire, 1899, no 41.

Muller. — Thèse, Paris 1903.

Pels Leuden. — Langenbeck's Archiv. f. Chir. X, 1902.

Piechaud et Denucé. — Précis de chirurgie infantile, p. 887.

Royal Whitmann. — Further observations on fracture of the neck of the femur in childhood with spécial reference to its diagnosis and to its more remote results, Annals of Surgery, 1897, p. 673.

— Further observations on depression of the neck of the femur, etc. Annals of Surgery, février 1900.

— American Journal of orthopedic Surgery, 1904, p. 58.

Steinmann. — Verhandlungen der deutschen Gesellschaft für Chirurgie, 8e Congrès.

— Gegenwærtiger Stand der Nægel extension, p. 280.

Tillaux. — Clinique chirurgicale, 5e édition, tome II, p. 722.

TABLE DES MATIÈRES

9 782019 289140